AF460810

RAPPORT

SUR L'OUVRAGE DE M. LE Dr PETREQUIN (1)

Fait à la Société médico-psychologique,
Séance du 27 octobre 1873.

Par M. le Dr DAGONET,
Médecin en chef de l'asile Ste-Anne.

Messieurs,

J'ai l'honneur de vous présenter le rapport, dont vous m'avez chargé, sur le livre que M. le Dr Pétrequin vous a fait remettre dans l'une de vos dernières séances.

M. le Dr Pétrequin jouit à Lyon, vous le savez, d'une grande et légitime considération ; il y occupe une position scientifique élevée ; ex-chirurgien en chef de l'hôtel-Dieu, professeur à l'école de médecine, il a successivement présidé l'Académie des sciences et la Société de médecine de cette ville.

Le livre dont il vous a adressé un exemplaire a pour titre : *Nouveaux mélanges de chirurgie et de médecine ;* il renferme sur les différentes branches de notre science des mémoires d'un grand intérêt et qui ont exigé de la part de l'Auteur de nombreuses recherches.

En tête de cet ouvrage se trouve une étude très-complète de l'organisation de l'assistance publique, en général, et en particulier à Lyon.

M. Pétrequin nous fait voir comment toutes les grandes réformes ont été réalisées dans les services hospitaliers grâce à l'initiative propre des médecins ; il nous démontre qu'il est en définitive impossible d'organiser l'assis-

---

(1) *Nouveaux mélanges de chirurgie, de médecine et d'hydrologie médicale*, par M. le Dr Pétrequin, ex-chirurgien en chef de l'hôtel Dieu de Lyon, professeur à l'école de médecine de la même ville. — Paris, 1873, chez J.-B. Baillière, un volume in-8° contenant : Recherches sur la réorganisation de l'assistance publique; mémoires de pathologie auriculaire; études d'hydrologie médicale; recherches d'hygiène publique, examen comparé des eaux minérales de la France et de l'Allemagne, etc.

tance publique et de tenir à l'écart l'élément médical. C'est en effet aux efforts énergiques, tentés à la fin du dernier siècle par des médecins distingués que l'on doit la cessation de l'état déplorable dans lequel se trouvaient les hôpitaux. Notre confrère cite à ce propos les noms bien connus de l'abbé Tessier, Dr en médecine, d'Antoine Petit, de Leroy et enfin de J. Tenon, dont l'éloge prononcé en 1817 par l'illustre Cuvier devant l'Institut, en séance publique, nous a permis de mieux apprécier les immenses bienfaits que ce savant médecin a pu faire introduire dans le régime sanitaire des hôpitaux.

C'est surtout à notre époque, comme le fait remarquer le Dr. Pétrequin, que les médecins ont pris une grande part dans les diverses questions qui se rapportent à l'assistance publique ; ils ont contribué au développement de l'assistance à domicile qui, dans son opinion, doit être largement pratiquée. En effet pour la chirurgie, pour les accouchements, les praticiens sont unanimes à réclamer l'extension des secours à domicile qui seuls permettent de s'opposer à de redoutables dangers et de restreindre les maternités, s'il n'est pas possible de les supprimer. Cette mesure peut encore devenir une source d'économies, en n'obligeant pas les administrations à la construction dispendieuse d'établissements nouveaux et en désencombrant les hôpitaux par la diminution progressive des admissions.

Ne sont-ce pas aussi, dit notre confrère, les médecins qui ont appelé l'attention publique sur la mortalité effrayante qui sévit sur les nouveau-nés et qui s'élève, pour les environs de Paris, au chiffre énorme de 63 0/0 — Les Sociétés protectrices de l'enfance, dues encore aux efforts du corps médical, sont appelées à exercer sous ce rapport une heureuse influence.

En résumé, M. le Dr Pétrequin voudrait voir placée à côté de l'administration, une commission médicale permanente, qui serait renouvenable annuellement par tiers, afin de conserver toujours un caractère d'actualité et d'être comme une expression fidèle des vœux et des doctrines du corps médical. Ce serait en quelque sorte un comité consultatif qui remplirait à l'égard de l'administration un office analogue à celui du conseil d'Etat vis-à-vis du gouvernement.

Dans notre opinion ce conseil devrait avoir un pouvoir plus grand, ce devrait être un comité d'iniative, plutôt qu'un comité consultatif, que l'on *ne consulterait pas toujours ;* un comité qui aurait le droit et le devoir d'indiquer à l'administration les progrès à réaliser, la marche à suivre, les réformes à opérer et les abus à réprimer.

Nous devons encore signaler parmi les mémoires que renferme le livre de M. Pétrequin une étude pleine d'actualité sur les eaux minérales de la France comparées à celles de l'Allemagne.

Vous savez, Messieurs, tout le profit que l'Allemagne a su tirer de l'engouement irréfléchi que nous avions pour elle et qui pouvait tenir à cette légèreté particulière d'appréciation, qu'elle-même n'a pas manqué de nous reprocher à diverses reprises. Il a fallu pour nous faire ouvrir les yeux de ce cô:é une guerre aussi cruelle qu'insensée. Nos voisins ont su particulièrement exploiter leurs eaux minérales ; dans une leçon restée justement célèbre, M. le professeur Gubler nous a donné la mesure du degré de confiance que l'on pouvait avoir sous ce rapport, il nous a montré jusqu'où pouvait aller le talent d'exploitation *germanique*. Comme le fait remarquer M. Pétrequin, on a vu de notre temps la France entraînée par deux courants d'idées ; ce fut d'abord *l'anglomanie*, ce fut ensuite la *germanomanie* ; on ne voulait voir, on ne louait, on n'admirait que les choses d'outre-Manche ou d'outre-Rhin.

Quoi qu'il en soit, les stations allemandes sont devenues à peu près inacessibles pour nos compatriotes malades ; notre confrère a donc recherché quelles étaient, en Allemagne, les eaux minérales qui n'avaient aucune action curative, mais qu'il était seulement de mode de fréquenter ; et, pour le petit nombre de celles qui pouvaient avoir des propriétés thérapeutiques sérieuses, quelles étaient en France les sources qui présentaient une composition et des vertus plus ou moins analogues et qui, par conséquent, pouvaient les remplacer facilement.

Messieurs, la nature même des travaux de la Société médico-psychologique ne me permet pas d'entrer sur ce sujet dans les développements qui seraient nécessaires ; il me suffit de vous indiquer cette conclusion à laquelle est arrivé notre confrère ; c'est que nous possédons, au point de vue hydrologique, comme à d'autres points de vue, des richesses incomparables que nous ferions bien de mettre plus à profit. Cette étude comparée de M. Pétrequin a exigé de sa part des recherches laborieuses; les indications qu'il donne s'y trouvent résumées avec une clarté que n'ont pas toujours les travaux de cette nature ; elle constituera pour les médecins un guide pratique où ils pourront trouver sous ce rapport tous les renseignements désirables.

Ce qui est vrai, Messieurs, pour l'assistance publique en général, l'est bien plus encore lorsqu'il s'agit de l'organisation spéciale des asiles d'aliénés. Si d'un côté l'action médicale doit être largement représentée, de l'autre la direction médicale devient une nécessité absolue.

L'aliénation mentale est, vous le savez, la plus affligeante des maladies, non-seulement elle donne le triste spectacle de la dégradation morale et intellectuelle, mais en enlevant à celui qui en est atteint toute liberté morale, elle le rend pour ceux qui l'entourent un objet de graves soucis, quelquefois même de dangers redoutables. On comprend dès lors les difficultés qui se rattachent à la solution de problèmes que vient soulever un semblable état de choses.

Personne n'ignore que le plus grand nombre des malades ne peuvent être traités à domicile; pour des raisons inutiles à indiquer, ils ne peuvent en général être soumis chez eux à un traitement rationnel ; la prudence la plus vulgaire exige aussi dans leur interêt, comme dans celui des personnes au milieu desquelles ils se trouvent, qu'ils soient soustraits à leur liberté d'action, qu'ils ne puissent enfin donner suite à leurs idées déraisonnables, à leurs projets extravagants et souvent encore à leurs impulsions dangereuses. Il faut donc pour de tels malades que des institutions *spéciales* soient fondées et qu'elles reçoivent une organisation en rapport avec le double but qu'elles doivent remplir, celui de garantir la sécurité de la société, et d'appliquer à l'individu les meilleures méthodes de traitement; de sauvegarder ses intérêts ; de lui assurer, en un mot, la protection efficace à laquelle lui donne droit le malheur dans lequel il est tombé. Nous ajouterons encore au point de vue de l'économie sociale, que ces résultats doivent être obtenus aux moindres frais possibles et que les charges imposées, sous ce rapport, à la société devront diminuer d'autant plus que les institutions, consacrées au traitement des aliénés, seront elles-mêmes entrées plus franchement dans la voie du progrès, que leur marche sera plus assurée, qu'elles receveront en un mot l'organisation la plus conforme à l'objet pour lequel elles sont destinées.

M. Pétrequin a porté aussi son attention sur ce grave et difficile sujet, il l'a fait avec toute l'habileté dont le rendaient capable sa longue expérience des choses médicales et son esprit habitué à méditer sur les questions les plus ardues.

La statistique nous fait voir, dit-il, que l'aliénation mentale est avec le paupérisme un des plus grands fléaux des sociétés modernes, et l'on s'étonne, ajoute-t-il justement, en lisant son histoire, de la longue incurie des gouvernements à son égard. On ne sait vraiment, s'est écrié un savant aliéniste, le Dr Calmeil, à quoi attribuer l'état affreux de dégradation où jusqu'à une époque peu éloignée de nous on a laissé croupir les aliénés. Cet état déplorable était encore général au commencement de notre siècle. Les aliénés étaient déposés, ou plutôt abandonnés un peu partout ; couchés sur la paille dans des réduits humides, mal vêtus, mal protégés contre les rigueurs de la mauvaise saison, plus mal nourris encore ; souvent enchaînés ou enfermés dans des cellules garnies de grilles de fer. Et les hospices spéciaux, combien alors n'étaient-ils pas eux-mêmes arriérés ; quel triste spectacle que celui que nous offrait un asile d'aliénés, il y a 30 ou 40 ans ! Le visiteur sortait le cœur navré en présence des misères qu'une visite de quelques moments venait de lui révéler. Mais que pouvaient être ces impressions d'un observateur qui ne voit les choses, pour ainsi dire, qu'un jour, en présence de celles des médecins qui passaient leur vie dans ce triste milieu.

M. Calmeil écrivait en 1833, à propos du traitement des aliénés sur la fin du XVIIIe et au commencement du XIXe siècle, les lignes suivantes : « Partout les asiles spéciaux sont » rares. Les réduits qu'on accorde aux fous dans tous les » hôpitaux, dans les hospices et dans les communautés, res- » semblent plutôt à des cloaques qu'à des établissements de » secours. Souvent on les voit enfermés dans les cachots, » dans les prisons, à côté des voleurs, des assassins, des hom- » mes souillés de vices, souvent ils sont garrottés, attachés à » des chaînes, nus ou peu vêtus ; ils couchent sur la paille ou » sur le pavé humide, condamnés à l'usage du pain noir et de » l'eau. Aussitôt qu'ils cessent d'être dociles, aussitôt qu'ils » sont en proie à leur délire qu'excite encore le poids des fers, » on les bat avec des verges, on les frappe à coups de nerfs » de bœuf. » (Calmeil, *Dict. méd.* 2e édit. t. 2, p. 155.)

Voilà, dit M. Pétrequin, quelle était l'étendue, quelle était la profondeur du mal ; et ce sera un éternel honneur pour la médecine française d'avoir entrepris une croisade contre un état de choses aussi déplorable. Après ce jour mémorable où Pinel fit tomber les chaînes qui attachaient les malheureux hôtes de Bicêtre, on ne tarda pas à voir surgir, quelques années plus tard, une phalange de médecins illustres, dévoués au bien public et qui scrutèrent avec ardeur les difficiles problèmes de la pathologie mentale pour faire tourner leurs recherches au profit même des malades qui leur étaient confiés. Au nombre des coopérateurs de cette utile réforme, notre confrère cite les noms si connus d'Esquirol, de Ferrus, Brierre de Boismont, Falret, Scipion Pinel, Foville, Calmeil, Georget, Baillarger, etc.

La loi de 1838 avait ouvert une ère nouvelle; à cette époque le Dr Pétrequin faisait aux universités italiennes, suisses et belges de longues visites, il a pu suivre alors dans ces différents pays la propagation des idées françaises. C'était, dit-il, un spectacle plein d'intérêt que celui de l'évolution de ces doctrines qui venaient modifier, et, l'on peut dire, transformer les conditions physiques et morales des aliénés; partout à Rome, Sienne, Florence, Bologne, Padoue, Venise, Milan ; à Lausanne, Genève, Zurich; à Gand, en Belgique, partout on pouvait constater sur une grande échelle le travail de réforme qui s'accomplissait peu à peu.

Les publications françaises, que corroboraient celles de l'Allemagne et surtout de l'Angleterre, en avaient préparé les bases. L'exemple de Pinel et celui de ses successeurs portaient leurs fruits; les voyages d'Esquirol, de Ferrus, de Brierre de Boismont, etc., à travers la péninsule étaient venus développer par leur apostolat scientifique les semences que leurs écrits avaient répandues dans le monde.

L'état physique et moral des aliénés allait s'améliorant de jour en jour, et leur traitement aussi; on avait apprécié l'influence de l'exercice et du travail sur la cure. Les édifices eux-mêmes subissaient d'année en année des modifications profondes. Les guérisons s'étaient multipliées sous l'influence de ces causes.

L'aliéné, privé de son libre arbitre, se trouve sans défense au milieu des dangers de la société; il a longtemps été presque sans protection contre la cupidité, la violence et toutes les mauvaises passions qui avaient intérêt à abuser de son état. Combien n'a-t-on pas alors cité de séquestrations criminelles! Les XVIIe et XVIIIe siècles, sans remonter plus haut, ont vu plus d'une fois des aliénés brusquement arrachés de leur domicile et restant à jamais retranchés du monde, après avoir été cachés dans des refuges, qui devenaient autant d'oubliettes. La loi de 1838 a mis fin à de pareils abus ; elle sauvegarde la liberté individuelle en entourant la séquestration, reconnue nécessaire, de toutes les garanties désirables.

M. Pétrequin passe en revue ces garanties offertes par la loi, les conséquences heureuses qui en sont résultées pour le traitement des malades. Il rappelle que les aliénés étaient autrefois conduits à leur destination par la gendarmerie, confondus avec des condamnés ou des criminels, et manquant des soins les plus nécessaires. Cet usage inhumain, ajoute notre confrère, qu'on croirait n'appartenir qu'à des temps barbares, M. Tardieu nous apprend qu'en 1862 il était encore en pleine vigueur dans certains départements des montagnes, où l'on a vu le voyage durer en hiver à travers les neiges jusqu'à 30 jours.

La loi inspirée par une prévoyance aussi sage qu'humaine prescrit, on le sait, que le transport se fasse dans un véhicule convenable, sous la surveillance d'un délégué et que dans le trajet l'autorité se charge de pourvoir au logement des aliénés dans un hospice ou une hôtellerie.

M. Pétrequin, après avoir examiné tout ce qui se rapporte aux maisons d'aliénés, aux conditions qu'elles doivent remplir, à l'importance des travaux manuels et des exercices physiques, et à la nécessité de l'annexion aux asiles d'une exploitation rurale, M. Pétrequin arrive à cette conclusion : que tout en définitive est médical dans un hospice d'aliénés, comme l'a si judicieusement remarqué Esquirol. Il faut donc, comme corollaire logique, que la médecine y ait la haute main, et c'est ce qu'a fort bien compris le législateur en prescrivant différents détails de régime intérieur et en autorisant le ministre de l'intérieur à ordonner d'office, toutes les fois que cela sera possible, la réunion des fonctions de directeur et de médecin (art. 6, 8, 13, de l'ordonnance de 1839). — Cette réunion est d'ailleurs devenue la règle aux Etats-Unis, en Angleterre, en Belgique, en Hollande, en Suisse, en Italie, en Allemagne, en un mot presque partout.

Notre confrère s'empresse, à cette occasion, de rendre hautement justice aux idées si nettes, si franchement libérales et si en rapport avec les opinions émises par les médecins aliénistes les plus autorisés, que notre collègue M. le Dr Ch. Loiseau a récemment soutenues avec un si remarquable talent devant le conseil général de la Seine.

Cet honorable médecin, dit M. Pétrequin, a démontré d'une manière irréfutable, en s'appuyant sur les textes et sur les commentaires, que le législateur n'avait pas voulu confier aux administrations hospitalières la gestion des asiles d'aliénés; dans ce but il les avait particulièrement placés sous l'autorité du ministre de l'intérieur, sous celle des préfets des départements et sous la surveillance de commissions gratuites. Il en a fait une institution départementale afin de mieux l'approprier aux besoins de chaque contrée. C'était une création neuve et il s'est bien gardé d'enchaîner son développement par une réglementation vieillie et certaines traditions plus ou moins surannées. Il s'agissait d'une spécialité, il a spécialisé le service; et pour que l'organisation restât fidèle à sa destination, il a voulu l'établir sur une base particulière, avec des éléments nouveaux et un fonctionnement simple, qui n'apportât pas d'entraves au rôle médical dont la prépondérance était ici, de l'aveu de tous les hommes compétents, d'une importance absolue.

On a bien compris, dit M. Pétrequin, dans le département du Rhône, que les quartiers d'aliénés dans les hospices ne devaient exister qu'à titre provisoire; ce n'était d'ailleurs dans la pensée du législateur qu'une mesure précaire, essentiellement transitoire. Aussi s'occupe-t-on de fonder près de Lyon un asile d'aliénés où pourront s'appliquer toutes les prescriptions de la loi, éclore et fructifier tous les avantages qu'elle comporte.

M. le Dr Arthaud, médecin du service des aliénés pour le département du Rhône, dont la compétence est si grande en pareille matière, a cru devoir déclarer devant la Société de médecine de Lyon que le rapport de M. Loiseau, quoique ne visant que les aliénés de la Seine, n'en présentait pas moins un intérêt de premier ordre, puisqu'il venait conclure à l'application d'une loi qui concernait le régime des aliénés de toute la France.

En voulant hospitaliser les asiles, disait M. le Dr Loiseau au conseil général de la Seine, on supprimait d'un trait de plume la loi spéciale des aliénés, qui nous a été empruntée en grande partie par la plupart des pays étrangers, et on en revenait à ces temps arriérés où les médecins arrachaient à grande peine des améliorations de détails, utiles au bien-être des malades, que les administrations hospitalières considéraient comme des gens dangereux, inutiles à la société et qu'il suffisait de séquestrer.

La charité, dit M. Pétrequin, a appris à ne plus considérer

l'aliéné seulement comme un danger, comme un être malfaisant qu'il suffit de séquestrer ; elle a appelé sur lui la pitié et la bienfaisance publiques, elle lui a assigné une place dans le vaste domaine de l'assistance. Elle fait à la société un devoir de l'adopter, dans une pensée d'ordre et de justice, et cette adoption qui, dans nos mœurs comme dans le Code, lui a octroyé le droit de cité, est venue acquitter une dette de l'humanité.

La législation, dit en terminant notre confrère, a voulu concilier les intérêts de la société avec ceux des aliénés ; elle a cessé enfin de les regarder comme des créatures indignes, en les assimilant à des malades que l'art doit chercher à guérir par tous les moyens en son pouvoir, et elle s'est appliquée à créer pour eux les conditions physiques et morales les plus propres à favoriser leur guérison.

Une loi qui est parvenue à réaliser des conditions pareilles ne doit certainement pas souffrir d'exception ; elle doit être une loi de tous et de chacun ; il ne faut pas que sous aucun prétexte qui que ce soit puisse se soustraire à son empire. En généraliser l'application, c'est servir la cause du progrès. Elle ne devra subir d'autre modification que les perfectionnements que pourront lui imprimer les leçons du temps et l'expérience comparée des hommes de l'art.

J'ai résumé, Messieurs, d'une manière succincte, mais aussi complète que possible, les idées émises par M. le Dr Pétrequin dans son important mémoire.

Nous partageons, pour ce qui nous concerne, l'opinion de notre confrère et nous revendiquons avec lui, dans l'intérêt des malades, dans celui des asiles, et nous tâcherons de le démontrer dans un autre travail, dans l'intérêt même des finances départementales, nous revendiquons avec lui l'intervention médicale prédominante et largement comprise.

L'asile d'aliénés est en effet une institution essentiellement médicale, le malade est le pivot autour duquel toutes les mesures, toutes les dispositions doivent converger, et le médecin qui suit et observe journellement ses malades, peut seul avoir sur eux tout pouvoir et toute action. C'est grâce aux travaux de médecins dévoués, intelligents, que l'on a vu la science des maladies mentales reposer sur des données plus certaines ; que l'on a vu peu à peu se transformer en une maison de santé de plus en plus confortable la plus triste des prisons ; c'est à nos prédécesseurs, nos maîtres dans la science, que l'on doit l'établissement de cette loi de 1838, qui a marqué un véritable progrès et que l'expérience pourra encore rendre plus libérale en étendant davantage l'intervention médicale et en restreignant le plus possible les mesures administratives qui viennent peser sur de malheureux malades.

Lorsqu'en définitive on doit aux médecins l'étude de questions si difficiles, la solution de problèmes si graves ; lorsqu'eux seuls, par leurs recherches patientes, par leurs observations journalières, ont pu obtenir la réalisation de progrès si importants et si rapides, on se demande avec étonnement pourquoi l'on voudrait leur refuser le droit de s'occuper de questions, qu'ils sont plus que d'autres à même de connaître et dans quel but on voudrait les confiner dans les limites de je ne sais quel traitement impossible, comme si pour des aliénés le traitement ne consistait pas dans un ensemble, dans un tout dont l'organisation rationnelle de l'institution forme la première base.

Loin de nous la pensée de nier l'importance d'une bonne gestion des intérêts matériels et des finances de l'établissement, mais dans notre opinion cette bonne gestion ne peut être obtenue qu'à la condition de donner à l'institution l'organisation médicale qu'elle doit avoir et qui d'ailleurs peut être entourée de toutes les garanties désirables. Il ne peut y avoir que de sérieux inconvénients à renverser l'ordre naturel des choses et à subordonner le service médical à l'élément administratif.

Lorsqu'on a voulu exagérer l'importance des intérêts matériels, qui, par eux-mêmes, n'ont pas toujours été bien compris, et légitimer pour ainsi dire, la prépondérance administrative, on est arrivé nécessairement à transformer en des services purement administratifs, avec toutes les restrictions et la réglementation qui en sont la conséquence, des institutions qui devaient conserver un caractère essentiellement différent.

Nous n'ignorons pas les raisons qui ont été données pour la réunion dans une même main des fonctions médicales et administratives, ou pour leur séparation entre deux autorités plus ou moins parallèles et dont les attributions sont plus ou moins faciles à définir. La séparation des fonctions médicales et administratives, à peu près impossible à circonscrire en pratique d'une manière satisfaisante, est à un autre point de vue une chose regrettable. Elle devient une source de conflits fâcheux où le bien-être des malades disparaît devant des questions d'intérêt personnel; elle porte trop souvent enfin une atteinte sérieuse à la dignité du médecin par suite de l'empiétement inévitable sur ses attributions et de l'effacement qui peut en résulter de son influence morale et légitime.

Des objections fondées ont été faites aussi contre la réunion des fonctions médicales et administratives. On a dit que le médecin administrateur oubliait souvent son rôle médical, qu'il perdait de vue ses malades dont il ne pouvait plus suivre qu'incomplétement l'observation; ou bien, en s'occupant trop de médecine, qu'il négligeait entièrement le côté administratif; de là des inconvénients fâcheux, préjudiciables aux intérêts de l'établissement; enfin on a ajouté contre cette réunion des deux pouvoirs qu'il était mauvais en principe de laisser à la disposition d'un seul homme une autorité trop grande, surtout si celle-ci ne pouvait être entourée d'un contrôle suffisant. Evidemment il existe de part et d'autre des exagérations que nous ne voulons pas discuter ici.

Quoi qu'il en soit, si la prépondérance médicale est, comme nous le croyons, une question nécessaire, d'ordre vital, pour la prospérité des asiles d'aliénés; si elle est la seule raison d'être, ainsi que l'ont admis les autorités les plus incontestables, Pinel, Esquirol, Falret, Ferrus, etc., nous pensons que cette prépondérance peut être facilement assurée, sans surcharger le médecin de détails administratifs et sans lui donner la responsabilité que l'inobservance des règles administratives pourrait faire peser sur lui. Pour constituer cette organisation médico-administrative il n'est besoin que de voir ce qui se passe à l'étranger, en Allemagne par exemple, en Angleterre, etc....

Le médecin conserve toute autorité et par conséquent il n'est apporté à son action aucune espèce d'entrave; mais au-dessous de lui est placé un agent administrateur, dont les attributions sont nettement définies. C'est à cet agent, sorte de préposé responsable, qu'appartiennent différentes fonctions; la préparation du budget, l'ordonnancement des dépenses dans les limites des crédits autorisés, la surveillance des serviteurs, le contrôle des diverses écritures, de celles des économes ou des économes receveurs; mais il n'a pas les droits et les attributs généralement accordés à un Directeur, ceux de nomination, de révocation, etc.; en un mot il n'a pas le pouvoir dirigeant. Pour toutes ces choses, il doit s'entendre de la manière la plus complète avec le médecin auquel il reste subordonné, il doit en tout prendre son avis, il ne peut enfin se passer de son concours pour les actes principaux de la gestion administrative.

Sans doute un pareil système, pour offrir toutes les garanties désirables, aurait besoin de reposer sur une base essentielle, nous voulons parler de la création d'une commission supérieure des aliénés, telle qu'elle existe, par exemple, en Angleterre. Cette haute commission, qui devrait être élective et partiellement renouvelable, ne pourrait manquer, nous le pensons, d'imprimer aux différents services une marche plus assurée et plus uniforme; elle donnerait aux progrès de la science une impulsion plus forte, en résumant et en concentrant les travaux parus de divers côtés, et qui, par cela même, ne peuvent être portés que très-incomplétement à la connaissance des personnes que cela intéresserait.

Une commission d'aliénés a des avantages incontestables; elle perpétue une tradition scientifique qui se perfectionne d'elle-même par l'expérience acquise; elle indique la voie à suivre; ses travaux antérieurs servent de point de départ à de nouvelles études; elle n'a point ce caractère d'instabilité et d'arbitraire qu'entraîne tout changement de personnes dans les services administratifs; enfin elle serait surtout bien placée pour apprécier le mérite et la valeur des médecins qui veulent entrer dans la carrière des asiles et de ceux qui se sont rendus dignes par leurs travaux d'être l'objet de distinctions particulières.

Messieurs, les idées qui s'imposent à l'esprit sont celles surtout qui reposent sur les principes de haute justice et d'intérêt général; seulement ce qui leur manque, c'est de venir incessamment frapper l'attention publique. Si les médecins ne confinaient pas trop souvent le résultat de leurs recherches dans des journaux exclusifs et spéciaux, s'ils cherchaient à éclairer l'opinion, même en s'adressant aux organes de la publicité extra-scientifique, ils arriveraient sans doute plus vite au but qu'ils voudraient atteindre. Les sociétés de médecine devraient peut-être avoir, chacune en ce qui les concerne, une commission chargée de la rédaction d'articles spéciaux destinés à la vulgarisation de ce qu'on peut appeler *les idées nécessaires*. Ne serait-ce pas là encore un moyen d'arriver plus rapidement à opérer d'utiles réformes, et à combattre des préjugés regrettables et préjudiciables à tous les intérêts

Quoi qu'il en soit, le mémoire de M. Pétrequin sur l'assistance des aliénés et l'organisation des asiles renferme, vous le voyez, des données fort importantes, qui contribueront elles-mêmes à mieux faire connaître le véritable état de la question ; à ce titre il méritait d'être particulièrement signalé à votre attention.

En résumé, Messieurs, j'ai l'honneur de proposer à la Société médico-psychologique de vouloir bien remercier M. le Dr Pétrequin de la présentation qu'il lui a fait faire de son livre et *de le féliciter sur le mérite de cet ouvrage.*

Paris. — Imprimerie de E. DONNAUD, rue Cassette, 9.

www.ingramcontent.com/pod-product-compliance
Ingram Content Group UK Ltd.
Pitfield, Milton Keynes, MK11 3LW, UK
UKHW020235180726
13838UKWH00005B/2404

9 782019 996468